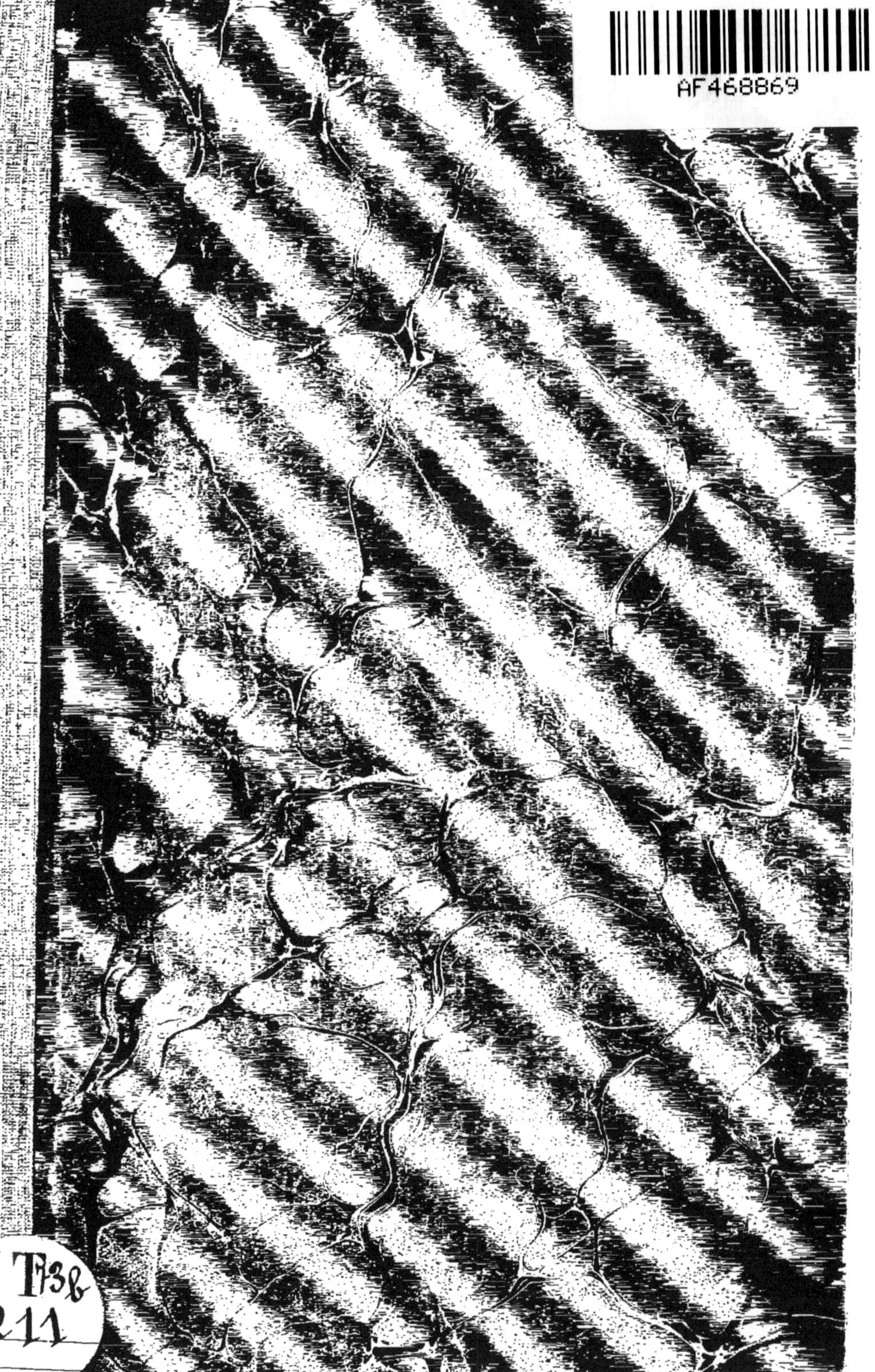

CONTRIBUTION A L'ÉTUDE

DE

L'INVERSION TOTALE DES VISCÈRES

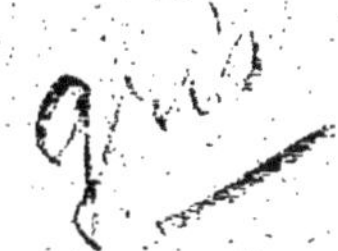

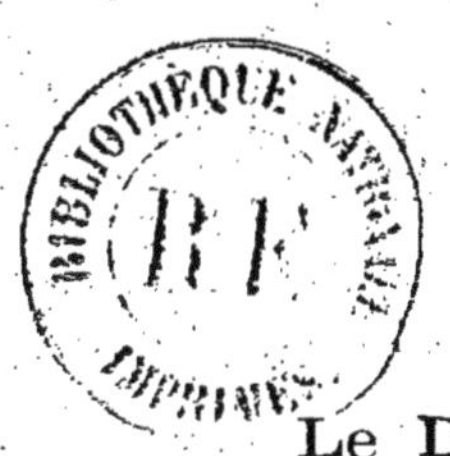

PAR

Le Dr Eug. HENRIET

Ancien Interne des Hôpitaux de Besançon.

LYON

A. REY, IMPRIMEUR-EDITEUR DE L'UNIVERSITE

4, RUE GENTIL, 4

1899

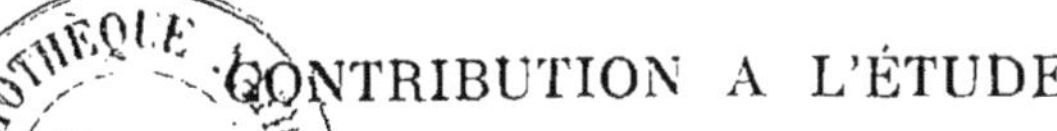

CONTRIBUTION A L'ÉTUDE

DE

L'INVERSION TOTALE DES VISCÈRES

CONTRIBUTION A L'ÉTUDE

DE

L'INVERSION TOTALE DES VISCÈRES

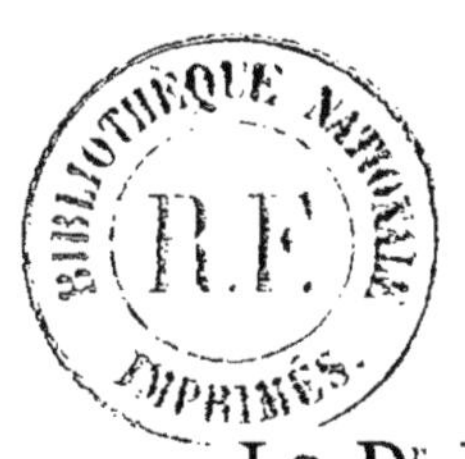

PAR

Le Dr Eug. HENRIET

Ancien Interne des Hôpitaux de Besançon.

LYON

A. REY, IMPRIMEUR-EDITEUR DE L'UNIVERSITE

4, RUE GENTIL, 4

—

1899

PRÉFACE

Je ne saurais terminer mes études médicales sans remercier de tout mon cœur mes chers parents. Que mon père et ma mère reçoivent ici l'hommage de toute ma reconnaissance filiale.

C'est dans les salles majestueuses du vieil hôpital Saint-Jacques de Besançon, dans les longues matinées passées au lit des malades, sous l'habile direction de MM. les professeurs Chapoy, directeur de l'École de médecine, chirurgien en chef de l'hôpital, et Gauderon, médecin en chef, dont je fus l'interne pendant près de trois années, que j'ai appris à aimer l'art médical. Puissé-je imiter ces deux maîtres écoutés et aimés dans leurs deux grandes qualités cliniques, l'observation patiente, la méthode judicieuse, dans leur science et enfin dans leur grande qualité morale, l'extrême délicatesse de conscience.

M. le Dr Chapoy fut mon dernier maître de Besançon. Ce n'est pas par quelques lignes que je puis payer ma dette de reconnaissance envers lui. Comment le remercier avec assez de force de sa bienveillance, de sa bonté, de ses conseils. Qu'il reçoive l'hommage ému de ma gratitude.

Je ne saurais oublier de remercier M. le Dr Mandereau, le distingué professeur d'anatomie ; MM. Bolot, Heitz, Bruchon, Baigue, mes jeunes chefs de clinique... M. Prieur sut avec beaucoup d'amabilité m'aider dans les recherches bibliographiques nécessaires à la préparation de cette thèse. Merci de ses précieux conseils.

Des plumes plus autorisées que la mienne ont fait l'éloge des maîtres de Lyon. Dans les séjours successifs que j'ai faits dans cette ville, je n'ai eu garde de me priver des leçons de ces maîtres éminents. M. le professeur Lacassagne a bien voulu me communiquer une belle observation. Je l'en remercie vivement.

Que M. le professeur Mayet, qui a bien voulu accepter la présidence de cette thèse, reçoive mes remerciements sincères, et pour l'honneur qu'il me fait, et pour la bienveillance avec laquelle il m'a reçu.

CONTRIBUTION A L'ÉTUDE

DE

L'INVERSION TOTALE DES VISCÈRES

CHAPITRE PREMIER

INTRODUCTION

L'inversion splanchnique a toujours été un peu noyée parmi les nombreuses descriptions des anomalies et monstruosités faites par les tératologistes.

Au début de cette science, appelée tératologie, les premiers faits qui lui ont servi de base ont été surtout des faits absolument extraordinaires, dans le sens courant du terme, et qui frappaient tout de suite par leur étrangeté.

Quand on a recherché les causes des monstruosités, on s'est attaché, dans le même sens, à rechercher celles qui étaient capables de produire ces monstruosités bizarres dont nous parlions tout à l'heure, laissant une certaine ombre sur la question de l'inversion viscérale.

Il est vrai, comme nous le verrons tout à l'heure, que la première observation qui la relate ne date que de la seconde moitié du XVIIe siècle et les noms qui se rattachent à son étude sont relativement peu nombreux.

Nous avons voulu, dans la présente thèse, étudier l'histoire de cette anomalie, ses causes, les expériences tentées pour essayer de les déterminer.

Il s'agissait, rassemblant les faits épars qui se rapportent à cette question, de les grouper pour les mieux voir, en un mot de mettre la *question au point*.

Voilà notre but.

Quelques considérations cliniques et médico-légales viennent compléter cette monographie dans laquelle nous ne prétendons pas entrer dans de longues discussions, qui appartiennent à des plumes plus autorisées, mais où nous voulons nous efforcer d'apporter un peu de clarté.

CHAPITRE II

GÉNÉRALITÉS — DÉFINITION

L'inversion splanchnique ou hétérotaxie est une anomalie portant sur l'arrangement des viscères.

Voici en résumé ce qu'on observe dans la majorité des cas :

Le poumon gauche présente trois lobes et le poumon droit n'en présente que deux ; c'est le contraire de ce qui existe à l'état normal.

Le cœur se trouve dans la région droite de la poitrine avec la même situation, mais en sens inverse de celle qu'il occupe ordinairement dans la région gauche. Le grand axe est dirigé de haut en bas et de gauche à droite. Le cœur droit, devenu externe, est aussi devenu cœur artériel ; le cœur gauche, devenu interne, est devenu cœur pulmonaire.

Les veines pulmonaires viennent se déverser dans l'oreillette droite et l'aorte part du ventricule droit.

Les veines caves aboutissent à l'oreillette gauche, tandis que le ventricule gauche donne naissance à l'artère pulmonaire.

Voici ce qu'on observe dans la cavité abdominale :

La grosse tubérosité de l'estomac est à droite, le pylore,

le duodénum sont dirigés à gauche ; l'iléon, le côlon ascendant, le cæcum sont également à gauche.

La rate est à droite ; le côlon descendant, le rectum, se trouvent du même côté.

Le foie est à gauche

Nous ferons avec tous les auteurs entrer la question de l'inversion des organes dans la science appelée tératologie, celle-ci étant, suivant Guinard, « l'histoire des êtres anormaux et de leur développement ».

Qu'on nous permette une digression relative à la tératologie, puisque notre sujet lui appartient.

L'évolution d'une science parcourt trois phases successives :

Dans la première phase on consigne les faits ; dans une seconde on coordonne ces faits et on les classe, dans la troisième phase on apprécie et commente les caractères.

Cette dernière phase aboutit aux lois qui régissent les phénomènes.

Pendant de longs siècles on est resté à la première période.

L'accumulation des faits s'est élaborée lentement et le caractère de cette première phase est la superstition, car on croyait toujours, lorsqu'on les constatait, à une intervention surnaturelle.

La plupart des auteurs qui ont étudié les monstres ne les ont point définis.

Pour Aristote, ce sont des erreurs de nature.

Pour Ambroise Paré, « ce sont le plus souvent signe de quelque malheur à advenir » (*Des monstres tant terrestres que marins avec leurs portraits,* Paris, 1573).

Il faut arriver au XVIIe siècle pour voir se dessiner la seconde phase de cette science, la période de classification des faits.

Buffon (1707-1788), le premier, parle du « renversement ou fausse position des parties. »

Meckel en 1815, Adelon et Chaussier en 1819, suivent Buffon dans sa classification qui était la suivante :

1° Monstres par excès ;

2° Monstres par défaut ;

3° Monstres par renversement.

Pour Geoffroy Saint-Hilaire (1832-1836), tout le XVIIe siècle et le commencement du XVIIIe appartiennent à la période fabuleuse, par rapport à la tératologie.

Cependant, dans le commencement de ce XVIIIe siècle, apparaît la période positive avec Méry, Duverney, Winslow, Lemery, Littre.

La période scientifique n'apparaît qu'au milieu du XVIIIe siècle.

Pour nous, c'est Geoffroy Saint-Hilaire lui-même qui, le premier, fit entrer la tératologie dans la troisième période de son évolution, c'est-à-dire dans celle, comme nous le disions tout à l'heure, où l'on apprécie et commente les caractères, dans celle enfin qui aboutit aux lois qui sont le couronnement naturel de toute science.

Du reste sa classification est souvent adoptée par les auteurs modernes.

Nous en reparlerons bientôt.

Nous ne disons rien des travaux de l'époque contemporaine, car nous aurons bientôt l'occasion de nous en occuper.

Il nous paraît utile pour l'instant de délimiter, de définir l'hétérotaxie.

Geoffroy Saint-Hilaire définit la monstruosité : « Une anomalie très grave, rendant difficile ou impossible l'accomplissement d'une ou plusieurs fonctions, ou produisant chez ceux qui en sont affectés, une conformation vicieuse, apparente à l'extérieur, très différente de celle que présente ordinairement leur espèce. »

Donc toute anomalie pas très grave ne sera pas une monstruosité, car l'anomalie, suivant le même auteur, « est toute déviation du type spécifique ou, en d'autres termes, est toute particularité organique que présente un individu comparé à la grande majorité des individus de son espèce, de son âge et de son sexe. »

Bien entendu, on comprend aisément qu'il n'y a pas de limite fixe.

Il y a des degrés pour ainsi dire insensibles entre la plus petite anomalie et la plus grosse monstruosité, sans qu'on puisse dire là s'arrête l'anomalie, là commence la monstruosité.

Où rangerons-nous l'hétérotaxie ?

Les hétérotaxies offrent deux caractères :

1° Elles affectent à la fois un grand nombre d'organes ;

2° Elles ne gênent pas les organes dans l'accomplissement de leurs fonctions respectives ;

Ce dernier caractère est très important. Les monstruosités diffèrent de l'hétérotaxie par leur grande complexité, par leur influence fâcheuse sur l'exercice des fonctions organiques.

Geoffroy Saint-Hilaire, Guinard s'accordent à appeler les cas anormaux, anomalies. Donc la monstruosité rentrerait dans l'anomalie, mais celle-ci, pratiquement, servant à désigner une déviation organique peu grave.

Voici, du reste, la classification de Geoffroy Saint-Hilaire:

I. *Hémitéries* (demi-monstres).

Ce chapitre comprend les anomalies de taille, de forme, de couleur, de situation (ectopies), de connexions, d'embouchure, de nombre (polydactylies).

II. Les *hétérotaxies*.

Du grec ἕτερος, repos, τάξις, disposition).

Ce chapitre contient donc les inversions viscérales.

III. *Hermaphrodismes*.

IV. *Monstruosités proprement dites*.

Ce dernier chapitre contient plusieurs divisions, parmi lesquelles on peut citer : 1° les monstres unitaires, dans lesquels on ne trouve les éléments que d'un seul individu ; 2° les monstres composés, dans lesquels on trouve réunis les éléments de deux (monstres doubles) ou plusieurs sujets.

Guinard, de nos jours, appelle tous les cas anormaux, anomalie et distingue :

1° Les anomalies simples ne mettant pas d'obstacle à l'accomplissement des fonctions et ne créant pas de difformité ;

2° Les anomalies simples, peu graves anatomiquement, mais rendant impossible ou difficile l'accomplissement d'une ou de plusieurs fonctions, ou créant une difformité ;

3° Les anomalies complexes, graves anatomiquement, mais ne créant pas d'obstacle à l'accomplissement des fonctions et sans apparence extérieure ;

4° Les anomalies très complexes, très graves, infonctionnelles, et qui sont les monstruosités.

Il fait rentrer l'hétérotaxie dans la troisième classe, c'est-à-dire parmi les anomalies complexes, graves anatomiquement, mais ne créant pas d'obstacle à l'accomplissement des fonctions et sans apparence extérieure.

Ces considérations nous ont semblé nécessaires pour bien délimiter l'hétérotaxie et la place qu'elle occupe en tératologie.

CHAPITRE III

OBSERVATIONS

La première observation de ce cas est due à Morand (1660).

Elle fut communiquée par lui à l'Académie des sciences et produisit une vive sensation, aussi bien dans le public que dans le monde savant. Il paraît même que cette observation donna à Molière l'idée du *Médecin malgré lui*, qui plaçait le foie à gauche et le cœur à droite.

Riolan en publie un autre exemple en 1652.

Il s'agit d'un voleur qui avait attaqué la voiture du prince de Rohan, et qui fut roué, à Paris, en 1660. Riolan reconnut à l'autopsie du supplicié une inversion totale.

Geoffroy Saint-Hilaire (1832-1836) place cette anomalie au nombre des moins rares de toutes et, par conséquent, devant avoir les causes les plus simples.

Ce qui fait la rareté relative des observations tient à plusieurs causes.

En effet, s'agit-il de l'observation clinique, elle apparaît dans le cas d'examen du foie ou de la région précordiale, et, dans ce dernier cas, encore faut-il que l'examen soit bien fait.

Or, beaucoup de personnes n'ont pas l'occasion de se faire examiner, leur vie durant, par un médecin au sujet de ces organes, par la simple raison qu'elles n'en souffrent pas.

On conçoit aisément que cette anomalie sera loin d'avoir dans le cadre des observations médicales une place aussi remarquable qu'une maladie et une monstruosité dont l'évidence amène forcément l'attention d'observateurs sagaces.

Les exemples de monstruosités affluent du reste comme on le sait.

D'autre part, lorsqu'un cas est observé par un médecin, il ne peut pas toujours en faire l'observation publique, pour plusieurs raisons. S'il rencontre ce cas dans sa clientèle privée, il ne peut pas en faire l'observation publique, car sans autopsie, son observation risque fort d'être incomplète. A l'hôpital, on peut constater que le cœur est à droite, le foie à gauche, mais sans autopsie l'observation est encore forcément incomplète (nous verrons plus loin que pour combler cette lacune, il est permis d'espérer beaucoup des découvertes de ces dernières années), et se trouve, quoique bien notée, n'être qu'un incident de l'observation de la maladie qui a amené le patient à l'hôpital. Enfin, toutes les observations faites à l'autopsie ne sont pas publiées.

Il ne faudrait pas cependant se méprendre sur le sens du mot *rareté relative*.

La science possède, en effet, un certain nombre de cas, mais nous insistons dans ce sens que cette anomalie est probablement moins rare qu'on ne pense généralement.

Geoffroy Saint-Hilaire cite une trentaine d'auteurs qui

relatent des faits authentiques sans qu'il ait eu besoin, dans ses recherches, de remonter plus haut que la fin du XVIIe siècle.

Nous nous empressons d'ajouter qu'un grand nombre de ces faits sont rapportés par plusieurs des auteurs cités.

Nous rapportons quelques observations que nous livrons pour la plupart telles que nous les avons trouvées :

Observation

(Fournier, 1813.)

L'autopsie d'un soldat de taille moyenne, vigoureux, lui révéla un cœur à droite de la poitrine.

Le poumon, réuni en un seul lobe, était à gauche, le foie à gauche ; le reste des organes avait sa situation normale.

Lancisi dit avoir vu une famille où le battement du cœur était à la région droite de la poitrine.

Observation

(Poulin, 1821.)

Un enfant était mort d'anasarque à l'Hôtel-Dieu de Lyon.

L'autopsie montra ceci : le cœur avait sa pointe à droite, la base à gauche, l'aorte se dirigeant vers la partie latérale droite de la colonne vertébrale ; le poumon droit était divisé en deux lobes, et le gauche en trois.

Les ouvertures diaphragmatiques étaient à droite, le grand lobe du foie dans l'hypocondre gauche, le petit dirigé à droite.

Le grand cul-de-sac de l'estomac était dans l'hypocondre droit ;

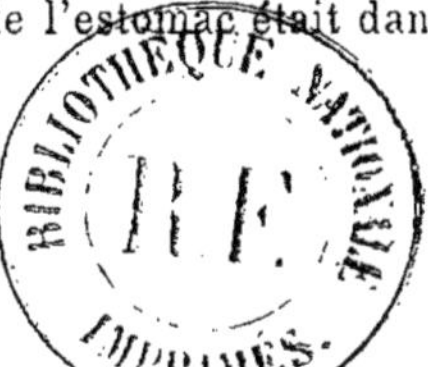

le pylore, placé à gauche, se continuait avec le duodénum qui avait ses courbures situées en sens inverse de l'état naturel.

Cæcum dans la fosse iliaque gauche, rectum se dirigeant vers la partie postérieure droite de la cavité du bassin.

Observation

(Nacquet et Piorry, *Journal général de médecine*, nº de juillet 1820.)

Enfant mâle de six ans et demi, mort du croup.

L'œsophage était sain, incliné au cou un peu plus à droite qu'à gauche ; il correspondait ensuite à la partie antérieure et droite des premières vertèbres dorsales, puis avec la partie antérieure et gauche des 5e, 6e, 7e et 8e de ces os, et enfin se courbait à droite et en avant, pour traverser le diaphragme et s'unir à l'estomac.

Ce viscère avait sa grosse extrémité à droite, son extrémité pylorique à gauche.

Les courbures du duodénum étaient en sens inverse de ce qu'elles sont ordinairement ; la masse de l'intestin grêle était à droite, le cæcum à gauche, le côlon descendant et l'S iliaque de cet intestin à droite.

La situation du rectum n'offrait rien de particulier.

Le foie et la vésicule du fiel étaient à gauche.

La rate était à droite, les poumons transposés.

L'appareil circulatoire présentait une transposition générale ; la pointe du cœur était dirigée en bas, en avant et à droite ; la base en haut, en arrière et à gauche. La crosse de l'aorte, l'aorte pectorale et abdominale avaient une situation inverse de celle qui leur est naturelle.

OBSERVATION

(Dr L.-H. Géry, communication verbale faite à l'Académie royale de médecine, le 22 février 1842. Cet observateur signale un cas d'inversion complète chez un jeune homme de vingt ans, bien conformé, de haute taille, et dont il a fait l'autopsie le 21 février 1842.)

A l'ouverture du thorax, il constate que le cœur est dirigé de haut en bas et de gauche à droite. Les cavités cardiaques sont transposées. Du ventricule gauche part l'artère pulmonaire qui se dirige de bas en haut et de gauche à droite, et va croiser l'aorte descendante comme elle le fait d'habitude, avec cette différence que le croisement a lieu du côté droit.

Depuis cette époque, les observations n'ont pas manqué, puisque M. le Dr Pic, après s'être livré à des recherches bibliographiques parvint, dans une des séances d'octobre 1895 de la Société des Sciences médicales de Lyon, à donner le chiffre de 150 cas qui auraient été signalés dans les quarante dernières années. Lui-même apportait à la séance un cœur recueilli chez une femme de trente-cinq ans, morte de symphyse cardiaque et chez laquelle on avait constaté, alors qu'elle était en vie, une inversion totale.

M. le professeur Bard, dans la même séance, signalait trois cas observés par lui. Dans un premier cas, on avait diagnostiqué une insuffisance aortique et méconnu l'inversion (ce qui ne fait que confirmer l'idée que nous émettions plus haut, à savoir que cette anomalie était souvent méconnue). Dans un deuxième cas, chez une typhique, la matité, hépatique gauche avait été prise pour une matité splénique très étendue. Ce n'est que trois semaines plus tard qu'un examen plus attentif détermina M. Bard à porter le diagnostic d'inversion totale. Ces deux cas ont été observés cliniquement. M. Bard en signale un troisième observé à l'autopsie d'un enfant mort de rougeole à la Charité.

Nous avons dit tout à l'heure que M. Pic avait rapporté un grand membre de cas. Nous ne pouvons les énumérer tous. Rappelons en passant ceux de Henriet 1873, S. Salomone, Marino 1874, Zublin 1874, Mixon 1874, Orsi Burgl, Guttmann, Fritsche 1876, Chambard 1877, Ghvostek 1877. En voici une cependant que nous transcrivons de la revue de Hayem, car elle offre une complication signalée par certains auteurs, à savoir la persistance du trou de Botal.

Observation

Transposition des troncs artériels issus du cœur
par Hobb, *Wiener med.*, 1882.

Chez un enfant de soixante et onze jours, mort de la maladie bleue, on trouve un cœur mesurant 6 centimètres à la base et 7 cm. 5 en hauteur.

L'aorte sort du ventricule droit ; l'artère pulmonaire, en arrière et à gauche de l'aorte, sort du ventricule gauche.

Les deux ventricules ont des parois épaisses et sont d'égale contenance.

Trou de Botal ouvert.

Les gros vaisseaux transposés sont normalement conformés. L'artère pulmonaire a une valvule postérieure, une droite et une gauche.

Cloison interventriculaire imperforée.

Rokitanski a cherché à expliquer les causes de cette anomalie.

Voici ce qu'il dit en substance :

Le septum qui divise le tronc artériel commun primitif, a présenté une concavité antérieure contrairement à la disposition normale et a déterminé la situation de l'aorte en avant de l'artère pulmonaire ; cette anomalie du *septum trunci* a entraîné le développement anormal de la cloison des ventricules, de sorte que chaque ventricule a été pourvu d'un gros vaisseau (Galliard).

Nous ne nous permettrons pas d'apprécier cette explication, ce cas n'entre pas précisément dans notre sujet, puisque nous traitons l'inversion splanchnique totale, mais il nous a paru intéressant à signaler en passant.

Nous disons qu'il ne rentre pas dans notre sujet. L'inversion partielle, en effet, rentre dans les monstruosités et les arrêts de développement : quoiqu'elle semble au premier abord appartenir à la même famille que l'inversion totale, elle est, au contraire, complètement dissemblable et par sa cause (arrêt de développement) et par ses effets puisqu'elle met souvent obstacle à la santé, sinon à la vie.

Si elle est peu grave anatomiquement, elle est, par contre, grave au point de vue de l'accomplissment des fonctions organiques.

Dans l'inversion totale, les rapports sont *inversement semblables*, et par conséquent, s'harmonisent ; dans l'inversion partielle, les rapports changent, l'harmonie est détruite.

Cette anomalie doit donc faire en tératologie l'objet d'un chapitre spécial.

Citons encore comme observations d'inversion totale, à notre connaissance, les deux cas de Bodon en Allemagne 1897, les deux cas de Conti, 1897.

Voici des observations que nous trouvons dans l'ouvrage. *Jahresberichte über die Fortschritte der Anatomie und Entwicklungsgeschichte*, à l'article Missbildungen de M. Schwalbe.

OBSERVATION

Il s'agit d'une jeune fille de dix-neuf ans, chez qui le *situs inversus* apparaissait par les rayons Röntgen.

Dans la photographie, on ne distingue que peu de chose.

De cette reproduction il ressort que la transposition du cœur et du foie était certaine.

Le reste n'était pas démontré.

OBSERVATION

(Caton.)

Il y avait inversion complète.

Le cœur était à droite, l'arc aortique se dirigeait à droite. Le poumon gauche était trilobé, le droit bilobé.

Le foie était à gauche, l'estomac à droite.

OBSERVATION

(Kurimoto.)

Les viscères étaient totalement inversés ; le cœur se trouvait dans la moitié droite de la poitrine et ses rapports n'avaient pas changé.

Le poumon gauche était trilobé.

Dans les organes abdominaux, la situation était analogue.

L'auteur remarque que la fréquence du *situs inversus* est nettement plus grande dans le sexe masculin que dans le sexe féminin.

Observation

(Bodon.)

Bodon présente un cas dans lequel il pouvait établir d'une façon certaine chez une femme enceinte une complète transposition des organes thoraciques et abdominaux.

Le cœur était à droite, les poumons inversés ; même inversion pour l'estomac, le foie, la rate, le cæcum, l'aorte abdominale.

L'utérus gravide présentait une déviation à gauche et une rotation contraire à la rotation ordinaire à droite.

L'enfant naquit en occiput postérieur.

Observation

(Heidemann.)

Il a pu observer *cliniquement* un *situs inversus* chez un ouvrier de trente-deux ans. Le choc de la pointe se percevait dans le cinquième espace intercostal droit. Le bruit était plus perceptible à droite qu'à gauche.

L'aorte battait à droite de la colonne vertébrale.

Le foie était placé à gauche, l'estomac et la rate à droite.

Le testicule droit était plus bas que le gauche.

Ces dernières observations sont récentes, puisqu'elles datent de ces deux dernières années.

Nous avons le regret de ne pouvoir rapporter une observation qui fut prise à l'école de médecine de Besançon, en

1898 et, qui, par suite de fâcheuses circonstances, ne nous est pas parvenue complète.

Nous savons qu'il s'agissait d'un cas dans lequel les poumons étaient transposés. Le lit du cœur était creusé aux dépens du poumon droit.

Le cœur était à droite, les vaisseaux ayant subi une déviation proportionnelle au déplacement de l'organe.

Le foie était placé à gauche et divisé en plusieurs lobes par trois sillons verticaux peu profonds mais très nets.

Rate à droite, estomac bilobé placé à droite, intestin transposé.

Cet homme n'avait jamais été malade, et était mort à l'âge de quatre-vingt-deux ans.

Nous trouvons encore, en 1898, les observations de Sternorff (*Berlin. klin. Wochens*, 7 janvier); de Bregi, de Duchamp, de Capitan et Croisier. Nous reviendrons sur ces deux dernières observations.

Nous avons la bonne fortune de posséder celle de MM. Minovici et Juvara, prise avec beaucoup de soin à la Morgue de Bucarest. Elle est extraite des *Archives des Sciences médicales de Bucarest* (sept.-nov. 1898), et n'a pas encore été, croyons-nous, publiée en France. Nous la devons à l'obligeance de M. le professeur Lacassagne. Nous en donnons les parties importantes :

Observation

Sur un cas de transposition complète des viscères.

Par le Dr E. Minovici, directeur de l'Institut médico-légal, médecin-légiste, et par le Dr E. Juvara, assistant de l'Institut anatomique, premier assistant opérateur à l'hôpital Coltza.

Il s'agit d'un Roumain âgé de trente-deux ans, qui fut employé comme gardien à l'hospice de Marcutza. D'après les renseignements que nous avons pu prendre de sa famille, il a toujours joui d'une excellente santé, et n'a jamais souffert du moindre trouble. Ses parents sont morts âgés. Il a un frère qui, examiné par le Dr Minovici, ne présente aucun signe d'après lequel on puisse relever la transposition d'un organe important, quel qu'il soit.

Ce sujet, mort subitement, a été transporté à la Morgue et l'autopsie a démontré qu'il s'est asphyxié par l'introduction dans la trachée de matières alimentaires. Le cadavre, d'une constitution robuste, mesure 1 m. 65 de hauteur. Rien à l'extérieur ne dénote une anomalie quelconque dans la position des viscères abdominaux ou thoraciques. Le testicule gauche, comme d'habitude, est plus haut situé que le droit. Ce n'est qu'à l'ouverture du cadavre que l'on s'est aperçu de la transposition totale des viscères, tant thoraciques qu'abdominaux.

Viscères thoraciques.

I. Poumons. — a) *Poumon droit.* — Le poumon droit, allongé et étroit, a absolument la forme et les rapports du poumon gauche normal. Il est divisé en deux lobes, l'un supéro-antérieur, l'autre postéro-inférieur, par une incisure profonde, obliquement dirigée de haut en bas et d'arrière en avant. Elle commence sur le bord postérieur du poumon à l'union du quart supérieur avec les trois quarts inférieurs et finit en avant à l'union du bord circonférenciel ou inférieur avec le bord antérieur. Sa face interne montre le hile sous la forme d'une virgule à queue inférieure. Au-dessus du hile vient se terminer l'extrémité supérieure de l'incisure interlobaire. Au-dessus et en avant se trouve un large espace concave qui répond au cœur. Au-dessus, parallèlement et immédiatement en avant du bord interne ou costo-vertébral, se trouve une gouttière de la largeur du pouce due au rapport avec la crosse de l'aorte. Cette gouttière se prolonge, mais moins apparente en arrière du hile.

On voit donc, par la description que nous venons de donner, que le poumon droit a absolument la forme et les rapports du poumon gauche normal.

b) *Poumon gauche.* — Le poumon gauche a la forme et les rapports du poumon droit normal. Plus court et plus épais que le droit, il est divisé en trois lobes par deux incisures. La grande incisure, oblique en bas et en avant, commence sur la partie costo-vertébrale de la grande face thoracique, à l'union du tiers supérieur avec les deux tiers inférieurs ; après avoir décrit un arc à convexité postérieure et externe, elle se termine sur le bord circonférenciel de la base à l'union du quart antérieur avec les trois quarts postérieurs; son extrémité postérieure ou vertébrale s'arrête à 2 cm. 5 en dehors du bord interne ou vertébral du poumon. La petite incisure, à direction presque horizontale, commence vers le milieu de la grande, se dirige en avant en décrivant un arc à convexité supérieure et se termine à 3 centimètres du bord antérieur du poumon.

La profondeur de cette commissure décroît d'arrière, où elle est de 5 centimètres, en avant.

Le bord antérieur commence sous une large encoche formée par l'empreinte du tronc veineux brachio-céphalique.

La face interne montre vers son milieu et immédiatement en avant du bord vertébral, le hile sous forme d'une surface ovalaire. Au-dessus du hile commence la grande incisure. Sous le hile et immédiatement en avant de l'angle formé par l'extrémité postérieure du grand bord circonférenciel de la base, se trouve une gouttière verticale à concavité interne : c'est l'empreinte de la saillie de la veine-cave inférieure. Au-devant du hile se trouve une large surface concave, mais moins profonde que celle que nous avons déjà vue sur la face interne du poumon droit. C'est la surface cardiaque par laquelle le poumon se met en rapport avec le cœur, dans ce cas, oreillette gauche. Cette surface se prolonge vers le sommet du poumon par une gouttière peu apparente due à l'empreinte de la veine cave supérieure.

Cœur. — De dimensions et d'aspect absolument normaux, si ce n'est que sa conformation inverse dépasse vers la droite la ligne médiane. Son grand axe est obliquement dirigé de gauche à droite, de haut en bas et très légèrement d'arrière en avant. La pointe répond au quatrième espace intercostal droit; sa base regarde à gauche; elle est formée par l'oreillette gauche. La face postérieure est formée, de gauche à droite, par l'oreillette gauche et par le ventricule postérieur ou droit.

La crosse de l'aorte embrasse dans sa concavité le hile du poumon droit. Située d'une manière générale dans un plan obliquement dirigé de gauche à droite et d'avant en arrière et de bas en haut, elle présente comme d'habitude ses trois portions. La première portion, dirigée en haut, est très légèrement oblique d'arrière en avant et de gauche à droite. La seconde portion est dirigée d'avant en arrière et très peu de gauche à droite, et la troisième portion ou descendante est en même temps très peu oblique de droite à gauche. L'aorte thoracique suit la face antérieure et droite de la colonne vertébrale. La première branche qui naît de la crosse est le tronc *brachio-céphalique gauche* qui se dirige très légèrement à gauche et en arrière en décrivant le cinquième d'une spire autour de la trachée, légèrement repoussée vers la gauche. Après un trajet de 3 centimètres, il se divise en *carotide primitive gauche* et *sous-clavière* du même côté. La *carotide primitive droite* naît à 2-3 millimètres plus en arrière et plus à droite du tronc brachio-céphalique. Elle se dirige en haut et en arrière le long de la face antérieure et droite de la trachée, de laquelle elle se sépare de plus en plus. La sous-clavière droite naît immédiatement en arrière et très peu à droite de l'origine de la carotide primitive. Elle se dirige d'abord en haut, puis en dehors, en passant par-dessus le sommet de la plèvre et la première côte.

L'artère pulmonaire naît à droite de la crosse de l'aorte, se dirige obliquement d'avant en arrière et très légèrement de droite à gauche, et se divise dans la concavité de la crosse aortique dans ses deux branches terminales.

Conformation intérieure du cœur. — a) *Ventricule antérieur* ou *pulmonaire* (normalement ventricule droit). — La valve auriculo-ventriculaire est, comme à l'ordinaire, formée par trois replis, un antérieur contre la paroi antérieure du ventricule, un inférieur contre la paroi inférieure, et enfin un intermédiaire contre la cloison inter-ventriculaire. Pour les cordages et les muscles papillaires, rien de spécial. L'orifice de l'artère pulmonaire présente ses trois valvules sigmoïdales, situées une en avant et à gauche vers l'aorte ; une en avant et à droite, et la troisième en arrière.

La cavité de l'oreillette droite ne présente rien de spécial.

b) *Ventricule aortique postérieur ou droit* (gauche normalement). — L'épaisseur de ses parois est normale. La valvule mitrale est normalement constituée. Les muscles papillaires et les cordages sont extrêmement puissants. L'orifice de l'aorte est garni de ses trois valvules disposées à l'inverse de l'état normal, une postérieure, une antérieure droite et une autre antérieure gauche.

L'oreillette droite ne présente rien de spécial. Les veines pulmonaires sont, comme à l'ordinaire, au nombre de quatre. Celles de gauche naissent par un très court pédicule commun.

Pour compléter cette description très sommaire des viscères thoraciques, disons que la trachée est légèrement repoussée à gauche de la ligne médiane, par la crosse de l'aorte. La bronche droite a l'aspect et la conformation de la bronche gauche normale. L'œsophage est très légèrement dévié vers la droite.

La veine azygos, située sur le flanc gauche de la colonne vertébrale, se jette dans le tiers moyen de la veine cave supérieure en passant par-dessus le hile du poumon gauche, qu'elle embrasse dans une crosse à concavité antéro-inférieure.

La position des phréniques, cela va de soi, est renversée; ainsi le *phrénique droit* passe immédiatement en avant du hile du poumon ; après quoi, il longe la face postérieure du ventricule aortique jusqu'au niveau de son sommet où il aborde le diaphragme en soulevant un petit repli triangulaire de la plèvre. Ce repli limite, avec le ventricule et le centre phrénique, une petite niche. Le *phrénique gauche*, situé sur un plan plus antérieur, longe d'abord la face gauche de la veine cave supérieure, ensuite l'oreillette veineuse et la portion sus-diaphragmatique de la veine cave inférieure, pour aboutir au diaphragme. A ce niveau, il soulève un petit repli pleural triangulaire qui limite, comme celui de droite, une petite fossette.

Viscères abdominaux.

Les viscères abdominaux, comme les viscères thoraciques, sont complètement et totalement inversés ; l'estomac est à droite, le foie à gauche, etc., etc. Cette inversion se présente mathématiquement jusque dans la moindre chose. Nous passerons en revue quelques-uns de ces organes.

Foie. — Le foie est de forme et de volume normaux, si l'on en juge par rapport à la position qu'il occupe. Il a la forme d'un ד renversé et ouvert à droite et en arrière. Sa face convexe, diaphragmatico-costale, regarde en haut et à gauche au lieu de regarder en haut et à droite. Elle est divisée par l'insertion du ligament suspenseur, obliquement dirigée de droite à gauche et d'avant en arrière en deux parties, une partie droite et une gauche. La face inférieure, comme la supérieure, est inversement conformée. La vésicule biliaire est obliquement dirigée de gauche à droite et d'avant en arrière. La fente du hile est dirigée de bas en haut et de gauche à droite. Le lobule de Spiegel a son bord libre vers la droite. Les éléments du hile, dans le *repli hépatoduodénal*, sont disposés de la manière suivante : sur un plan antérieur se trouvent, en dedans, vers la droite, l'artère hépatique ; en dehors, vers la gauche, le canal cholédoque, ou mieux l'union du cystique avec l'hépatique formant la première portion du cholédoque. Sur un plan immédiatement postérieur se trouve la veine porte. Sur la face postérieure du lobe gauche, normalement droit, les surfaces d'impression du rein et de l'angle côlique sont très bien frappées.

Estomac. — L'estomac est situé dans l'épigastre et l'hypocondre droits. En forme de cornemuse comme à l'ordinaire,sa petite courbure regarde en dedans et à gauche vers le hile du foie, auquel elle est reliée par le petit épiploon. La grande courbure regarde à droite et en bas. Elle donne insertion au ligament gastro-splénique et au grand épiploon. Le *pylore* est situé un peu à gauche de la ligne médiane, sous le foie. On le sent par la palpation sous forme d'un bourrelet très épais. Les vaisseaux de l'estomac ne présentent rien de particulier. L'artère coronaire suit la petite courbure et se divise en deux branches, l'une pour la face antérieure et l'autre pour la face postérieure de l'estomac. L'artère gastro-épiploïque suit la grande courbure en fournissant des branches stomacales antérieures et postérieures et des branches épiploïques. La grosse tubérosité reçoit les vaisseaux courts.

Duodénum. — Le duodénum décrit un arc de cercle de gauche à droite. De forme annulaire, il peut être divisé dans les quatre portions classiques : une portion *initiale*, *ascendante* ou *sous-hépatique;* une portion *descendante* ou *pré-rénale*, située à gauche ; une portion transversale ou *pré-aortico-cave*, et une portion *ascendante* droite. L'angle duodéno-jéjunal est situé à droite immédiatement au-dessous du corps du pancréas, duquel il est séparé par la racine du méso-côlon transverse. La *portion initiale du jéjunum* se dirige d'abord de droite à gauche.

Pancréas. — Le pancréas est dirigé de gauche à droite et très légèrement de bas en haut. La tête est encadrée, comme normalement, dans l'anse du duodénum et elle s'insère sur la paroi interne de la portion descendante et sur la paroi supérieure de la portion transverse. Le corps de forme prismatique est longé sur son bord supérieur et de gauche à droite par l'artère et la veine spléniques. L'artère s'est creusé une gouttière le long du bord supérieur ; la veine, située d'abord à côté de l'artère, s'en écarte de plus en plus, au fur et à mesure qu'elle s'approche de la tête pancréatique. Elle se creuse obliquement, sur la face postérieure du pancréas, une gouttière suffisamment apparente. En dedans, elle s'unit d'abord avec la veine petite mésentérique ; après, avec la veine grande mésentérique, avec lesquelles elle forme la veine porte. La queue du pancréas touche la lèvre postérieure du hile de la rate.

Le canal *cholédoque*, formé par l'union du canal hépatique qui est interne et du canal cystique qui est externe et à gauche, se dirige en bas et vers la gauche. Logé, après un très court trajet, dans l'épaisseur de la tête du pancréas, qu'il faut pour ainsi dire sculpter pour le mettre en évidence, il décrit une légère courbe à concavité gauche. Son orifice duodénal se trouve placé sur le bord d'un repli situé vers la partie moyenne de la paroi interne de la portion ascendante.

Gros intestin. — Le gros intestin commence dans la fosse iliaque gauche, par le cæcum. Il présente, comme à l'état normal, sept portions : le cæcum, le côlon ascendant, le côlon transverse, le côlon descendant, le côlon iliaque, le côlon pelvien et le rectum.

Cæcum, ou portion initiale, situé dans la moitié supérieure de la fosse iliaque gauche, a absolument la forme du cæcum normal étudié par sa face postérieure. La portion terminale de l'iléon est obliquement ascendante en haut et en dehors ; rien de spécial du côté de la valvule. Du fond du cul-de-sac cæcal part l'appendice, qui, entortillé en tire-bouchon, est replié au-devant de l'iléon et couché sur le côté interne du cæcum.

Nous n'avons rien à dire du côlon ascendant, transverse, descendant et iliaque, si ce n'est que c'est absolument l'état normal renversé. Le côlon pelvien est bien représenté ; sa longueur est moyenne, son méso est bien développé. Comme il est facile de l'imaginer, il se déroule de droite à gauche. Rien de spécial pour le rectum.

Appareil urinaire. — Les reins sont de conformation et d'aspect normaux par rapport à la position qu'ils occupent. Le rein gauche est un peu plus bas que celui de droite. La face antérieure du rein gauche présente l'aspect de la face antérieure du rein droit normal. Une légère colline, oblique en bas et en dehors, la divise en une surface hépatique, située en haut, et une surface colico-duodénale située en bas et en dedans.

Pour les uretères, nous n'aurons rien à ajouter, si ce n'est que l'uretère gauche présente le rapport de l'uretère droit normal, et *vice versa*.

La veine spermatique gauche se jette directement dans la veine cave, la spermatique droite est tributaire de la veine rénale du même côté.

La vessie est normale. Les organes génitaux ne présentent aucune anomalie. Le testicule gauche, comme à l'état normal, est situé un peu au dessus du testicule droit.

CHAPITRE IV

APERÇU EMBRYOLOGIQUE

Avant d'aborder le chapitre des expériences faites pour rechercher les causes de l'hétérotaxie, il nous paraît utile de rappeler en quelques mots d'où vienent les organes splanchniques. Nous n'avons pas l'intention d'en faire une étude embryologique approfondie, ce qui n'est pas de notre compétence, nous voulons plutôt schématiser la question, afin d'éclairer les pages consacrées à l'expérimentation et à la discussion de l'évolution de cette anomalie.

Le cœur dérive du mésoderme.

Il apparaît dans la splanchnopleure sous la forme de deux bourgeons vasculaires *symétriques* qui se transforment chacun en une sorte de tube. Bientôt les deux tubes s'accolent, formant ainsi la figure d'un double canon de fusil, les parois unissantes contractent des adhérences de plus en plus intimes et finissent par se résorber. Il reste, à ce moment, un seul tube plié en forme d'S et présentant deux extrémités, l'une antérieure, l'autre postérieure. De l'extrémité antérieure naissent bientôt les arcs aortiques qui s'unissent plus tard pour former l'aorte. L'extrémité postérieure reçoit les veines omphalo-mésentériques.

Puis apparaissent deux troncs pairs, les jugulaires, qui reçoivent le sang de la tête et deux troncs postérieurs, les veines cardinales, ces deux sortes de tronc se jetant dans le canal de Cuvier.

Plus tard, on a quatre paires de veines, une antérieure (veines jugulaires), trois postérieures (cardinales omphalo-mésentériques, veines ombilicales).

Les canaux de Cuvier deviennent la veine cave supérieure. La veine cave inférieure est constituée primitivement par un vaisseau impair uni par son extrémité inférieure avec les cardinales par des anastomoses.

Le tube digestif dérive de l'entoderme.

Il provient d'un tube entodermique qui forme primitivement un angle ouvert en arrière et dont le côté supérieur donne naissance à la bouche, au pharynx, à l'œsophage, au duodénum, à une partie de l'intestin grêle. L'autre branche fournit le reste de l'intestin.

Les poumons dérivent également de l'entoderme. C'est le tube pharyngien qui leur donne naissance. Il se divise en deux tubes secondaires, l'un postérieur, l'autre antérieur, le premier donne naissance à l'œsophage, le second à l'appareil respiratoire. Celui-ci émettra deux bourgeons qui sont appelés à devenir les poumons.

L'ébauche du foie apparaît le long du tube digestif, à un endroit où celui-ci présente un amas mésodermique appelé renflement hépatique. L'entoderme pour le former donne naissance à deux tubes creux qui s'enfoncent sous forme de cordons épithéliaux à l'intérieur du mésoderme.

L'entoderme donne en outre naissance en avant de l'intestin à deux diverticules qui se rejoignent, se fusionnent pour former le pancréas.

CHAPITRE V

EXPÉRIMENTATION

Les causes capables de troubler l'évolution normale de l'œuf peuvent agir à diverses périodes qu'on peut, avec M. Mathias Daval[1] diviser ainsi qu'il suit : avant la fécondation ; pendant la fécondation ; pendant la segmentation ; pendant la formation du blastoderme ; enfin, à la période de formation de l'embryon et de ses annexes.

1° Avant la fécondation. — Nous ne voulons pas entrer ici dans les discussions relatives à l'influence de l'hérédité. Elle est admise comme on le sait.

D'autre part, l'état des procréateurs au moment de la conception est utile à noter. On a remarqué par exemple qu'aux époques troublées les enfants malformés étaient plus nombreux qu'à l'ordinaire.

Féré a pu écrire à ce sujet un article remarquable : « les Enfants du siège », dans le *Progrès médical*, en 1884.

A citer encore comme cause préexistant à la féconda-

Bouchard, *Pathologie générale.*

tion, la constitution anormale de l'ovule ou du spermatozoïde (présence de deux masses chromatiques nucléaires).

2° Pendant la fécondation. — A signaler la polyspermie, c'est-à-dire la pénétration de deux spermatozoïdes dans l'ovule. Il peut en résulter une monstruosité double.

3° Pendant la segmentation. — Aux stades des deux premières sphères de segmentation, si l'une d'elle vient à être détruite, il y a production d'un demi-individu. Aux stades des quatre sphères, s'il y a destruction de l'une d'elles, il y a production des trois quarts d'individu.

4° Pendant la formation du blastoderme.

Dareste dit qu'aux premiers jours de son existence, le corps de l'embryon est formé d'une masse homogène qu'il appelle plasma, ayant la propriété de donner naissance à des parties distinctes appelées *blastèmes*, qui représentent l'ébauche des organes. Si le blastème reste normal, l'organe qu'il doit former reste normal ; si le blastème est troublé dans son évolution, l'organe sera anormal.

5° Enfin à la période de formation de l'embryon et de ses annexes.

C'est à cette période que se sont principalement adressés les tératogénistes pour chercher à produire par divers moyens des anomalies. C'est en agissant sur le blastoderme, alors qu'il n'a pas encore constitué les tissus, c'est en agissant sur les organes, alors qu'ils ne sont encore qu'ébauchés, qu'on peut troubler d'une façon certaine leur évolution.

Nous ne parlerons pas ici des expériences de Panum, de Lereboullet. Nous ne pouvons même, vu le cadre de notre sujet, examiner celles de Féré, si intéressantes qu'elles soient. Cet auteur, en 1893, exposant des œufs aux vapeurs d'alcool, constata un retard considérable dans leur développement ultérieur. Aussi, n'est-il pas étonnant que l'alcoolisme produise volontiers des monstruosités ou plus facilement encore la stérilité. Nous ne voulons parler que des expérimentateurs qui ont étudié l'hétérotaxie.

Lombardini, le premier (entre 1860 et 1870), essaya de la produire en soumettant des œufs de poule pendant l'incubation à des mouvements de rotation, il n'obtint pas de résultats.

Geoffroy Saint-Hilaire s'était livré avant lui à des expériences sur des œufs de poule dont il troublait l'évolution par divers moyens qui n'aboutirent pas davantage. Cela ne doit pas nous étonner aujourd'hui, car les travaux d'autres savants nous ont appris que les moyens employés par lui (vernissage de la coquille, mouvements brusques, etc.) devaient être mis en jeu dans les trois premiers jours de l'incubation. Après ces trois jours, les organes sont ébauchés et c'est justement après cette période que Geoffroy Saint-Hilaire faisait ses expériences.

Nous arrivons à Dareste, dont les travaux sont résumés dans les comptes rendus faits à l'Académie des sciences en 1868 et 1870.

Nous étudierons plus loin les causes de l'inversion, mais nous sommes obligé de dire en quelques mots comment l'expliquait Dareste.

Le cœur, pour lui, est formé par deux blastèmes qui se réunissent pour former un canal unique. Les blastèmes se développent inégalement. Celui de droite se développe davantage, d'où incurvation du canal cardiaque à droite. L'embryon, qui était couché à plat sur le jaune, se couche alors sur le côté gauche. Dans *l'inversion*, cette évolution se fait en sens *inverse*, l'embryon se couchant sur le côté droit.

Voici la substance du compte rendu fait à l'Académie des sciences le 24 août 1868.

Dareste favorise le développement d'un côté du blastoderme et de l'aire vasculaire en exposant ce côté à une température donnée.

Normalement, le blastoderme, puis l'aire vasculaire forment autour de l'embryon un cercle qui s'agrandit régulièrement.

Dareste place l'œuf en contact par un point unique avec une source de chaleur. On peut ainsi, à volonté, développer certaines parties du blastoderme et de l'aire vasculaire.

Si la région gauche de l'anse vasculaire est plus développée que la droite, l'anse cardiaque s'incurve à gauche au lieu de s'incurver à droite et il en résulte une inversion des viscères. Pour arriver à ce résultat, il faut placer les œufs dans la couveuse, de façon que leur grand axe soit oblique par rapport à la source de chaleur, leur pôle aigu étant plus élevé que l'obtus. Quatre années d'expériences ont amené dans chacune d'elles des résultats différents. Tantôt tous les embryons restaient normaux, tantôt il y avait inversion générale.

Dareste en a cherché la cause dans la température ambiante. Il avait remarqué que, dans les tentatives faites à la fin de l'hiver et au commencement du printemps, il y avait inversion, tandis qu'en juin et juillet les embryons restaient normaux.

Il en tira cette conséquence naturelle qu'il devait vérifier plus tard, comme nous allons le voir, qu'en outre des circonstances rapportées plus haut, l'inversion coïncidait avec l'action d'une température relativement basse.

Il a constaté qu'elle ne se produisait pas quand la température ambiante s'élève au-dessus de 22 degrés.

Dans une nouvelle communication faite au mois d'avril 1870, il fait savoir à l'Académie des sciences qu'il a obtenu un grand nombre d'inversions dans deux séries d'œufs.

La surface de chauffe étant maintenue à une température de 41 à 42 degrés et celle de la pièce de 12 à 16 degrés.

Quant à l'éclosion des œufs, elle a été impossible. Les embryons, dit-il, sont frappés d'une altération du sang qui détermine l'hydropisie de l'amnios, l'œdème généralisé, l'hydropisie des vésicules cérébrales et médullaires.

Fol et Warynski, vers 1884-1885, dans le laboratoire d'embryologie de Genève, ont recherché eux aussi à reproduire l'hétérotaxie.

Pour faire leurs expériences, ils pratiquent une fenêtre de 2 à 3 centimètres carrés en un point de l'équateur de l'œuf et en lèsent une partie déterminée à l'aide d'un cautère actuel. Ils rebouchent ensuite l'ouverture avec de la bandruche, puis mettent les œufs dans une couveuse où ils sont soumis à une température de 39 à 40 degrés.

Ces mêmes expérimentateurs, à l'aide d'un point de cautère placé parallèlement à la surface et à l'axe longitudinal de l'embryon, et sans toucher à la coque albumineuse qui l'entoure, soumirent à l'action de la chaleur rayonnante le côté gauche de l'aire vasculaire.

Ils obtinrent une hétérotaxie complète.

D'autre part, dit Assaki *(Archives des Sciences physiques et naturelles,* Genève, 1884*)*, ils observèrent que si l'on vient à poser le tranchant d'un scalpel sur une partie de l'embryon, couché sur le jaune, en appuyant modérément à travers la membrane vitelline, sans entamer cette dernière, on arrête complètement le développement des parties situées en dehors de la ligne de pression. Ils arrêtèrent donc, par ce moyen, le développement du côté gauche de l'embryon, en le séparant de la partie afférente de l'aire vasculaire. Le résultat fut invariablement un arrêt complet du développement de toute la partie de l'aire vasculaire, située en dehors de la ligne de pression et, comme conséquence, un ralentissement du développement de tout le côté gauche de l'embryon, *accompagné chaque fois d'une inversion viscérale complète.*

CHAPITRE VI

CAUSES

Nous avons, dans les pages qui précèdent, essayé de suivre une marche parallèle à celle que nous donnons dans la première partie de cet ouvrage comme étant celle de la tératologie. Nous avons dit que toute science commençait par la réunion d'un certain nombre de faits, et que, des caractères communs de ces faits, ou des expériences entreprises pour en chercher la nature, on arrivait à des lois qui sont le couronnement naturel de toute science. Pouvons-nous, à l'heure qu'il est, déterminer les lois ou. plus simplement, les causes de l'hétérotaxie ?

Winslow n'admet qu'une hypothèse dans les anomalies, celle des germes frappés originairement d'anomalie.

Béclard, puis Meckel (1827) l'ont suivi dans cette voie.

Lémery, vers le commencement du XVIIe siècle, avait déjà soutenu que les monstruosités ne sont pas préformées dans l'œuf, mais qu'un trouble vienne à se produire dans l'évolution de l'embryon, et il pourrait se produire une anomalie.

A partir de cette époque, dit Davaine [1], on a reconnu que

[1] Davaine, *Dictionnaire encyclopédique des sciences médicales*, t. IX, article MONSTRE.

les monstres se produisent suivant les lois ordinaires du développement des êtres vivants, mais avec l'intervention de quelque cause perturbatrice.

Du reste, Wolff a détruit la théorie de la préexistence des germes. Les organes, en effet, ne proviennent pas de germes qu'il faudrait admettre, quoiqu'ils échappent à nos sens, mais sont fabriqués de toutes pièces par le blastoderme, qui se plisse, forme des prolongements et des diverticulums qui sont l'ébauche des organes.

N'oublions pas les travaux de Serres. Cet auteur (1832), considérant et le volume et le rôle important du foie dans la vie embryonnaire, admet que, si cet organe subit une déviation dans son évolution, il entraîne celle des autres viscères. A l'état normal, c'est le lobe gauche qui s'atrophie et le droit qui se développe. Si le contraire se produit, il y a inversion, et les autres organes sont entraînés dans une évolution nouvelle.

Il n'y a qu'une chose à reprocher à Serres, et malheureusement elle est capitale : il ne donne pas l'*explication* de cette inversion. Cependant, il est plausible qu'un organe se développant dans une situation anormale, entraîne les autres dans son déplacement. Ainsi, que l'estomac, au lieu de se placer plutôt à gauche, se place à droite, le reste de l'intestin subira une déviation parallèle; le cæcum se placera à gauche, le côlon descendant, le rectum à droite...

Serres a signalé la concordance des anomalies du système vasculaire avec les anomalies des autres systèmes.

On ne peut guère admettre, suivant nous, que le développement d'un organe provienne de la disposition des vaisseaux nourriciers. La distribution des vaisseaux est sujette à des variétés anatomiques, maintes fois constatées; de plus, des anastomoses peuvent se faire facilement.

D'autre part, au lieu de dire : un organe se trouve à tel endroit, parce que les vaisseaux se dirigent là, on pourrait, renversant le raisonnement, dire : les vaisseaux ont telle direction, parce que l'organe se trouve là. C'est un cercle vicieux.

Jetons de nouveau un regard sur les travaux de Dareste. Le cœur, suivant lui, apparaît, nous l'avons dit, sous la forme de deux blastèmes symétriques qui finissent par se rejoindre sur la ligne médiane pour donner naissance à un canal unique.

Ces blastèmes sont d'abord égaux puis se développent d'une façon inégale. Si l'on regarde l'embryon par sa face dorsale, on constate que celui de droite se développe davantage, d'où incurvation du canal cardiaque à droite. L'embryon primitivement couché à plat sur le jaune se couche sur le côté gauche.

Dans l'inversion des viscères, il y a développement plus accentué du blastème gauche, et consécutivement, l'anse cardiaque s'incline à gauche. L'embryon place sa face latérale droite en contact avec le jaune.

Nous avons vu que Dareste cherchait dans ses expériences le développement du blastème gauche qui, lui, alors, déterminait l'incurvation à gauche, etc.

Actuellement, dit M. Mathias Duval, il n'y a plus à parler de blastèmes. Plus que toute autre pathologie, la pathologie de l'embryon doit être cellulaire. Les causes tératogéniques influent sur des individualités cellulaires. Cet auteur ajoute que si nous ne sommes pas en état de déterminer les modes d'actions tératogéniques et les individualités cellulaires auxquelles elle s'adressent, l'avenir pourra nous l'apprendre.

Retenons ceci de Dareste :

Il recherche un excès de développement du côté gauche, ce qui, pour lui, est la cause de l'hétérotaxie.

Il est inutile de revenir sur les expériences de Fol et Warynski, ces auteurs, relativement à l'explication de l'inversion, sont en désaccord avec Dareste.

Chez les monstres doubles, c'est le sujet de droite qui offre l'inversion viscérale. Son flanc gauche est pour ainsi dire comme taillé dans une étoffe trop étroite. C'est cette idée qui les a dirigés dans leurs expériences. Alors que Dareste recherchait un excès de développement du côté gauche, ils en recherchent l'arrêt. Leurs expériences ont eu un succès plus constant que celles de leur savant prédécesseur dont il ne partagent pas la théorie puisque, pour eux, l'hétérotaxie est due à un arrêt de développement du côté gauche, ou encore, admettent-ils, à un excès de développement du côté droit.

Avec les données de ces remarquables travaux, il est possible de chercher le processus de l'hétérotaxie et à quelle loi générale de l'évolution des organes elle est rattachée.

Suffit-il d'un arrêt de formation pur ? Prenons un exemple. Le bras apparaît comme un bourgeon qui s'aplatit et se divise en formant les doigts, puis ce bourgeon s'allonge et se développe pour former le bras.

Le bourgeon peut ne pas apparaître, il y a arrêt de formation ; ou bien apparaître et ne pas se développer, il y a arrêt de développement.

Le tube digestif est constitué par deux éléments symétriques, A et B, dont A doit se développer et B s'atrophier.

Arrive-t-il que A n'apparaisse pas, B ayant toujours pour rôle, pour but naturel, si l'on veut, de s'atrophier, il n'y aura pas formation d'organe.

Est-ce un arrêt de développement pur? Supposons que A s'arrête dans son évolution, B tendant toujours à s'atrophier, il y aura atrophie de l'organe fermé, mais pas d'inversion. Ce n'est donc pas là qu'il faut chercher cette anomalie.

On s'accorde plutôt à en faire une combinaison d'arrêts et d'excès de développement. Voici le raisonnement que nous proposons : Qu'on nous permette de reprendre les deux données symétriques A et B avec la même valeur, c'est-à-dire A devant se développer pour former un organe à droite, B devant s'atrophier.

Si A n'apparaît pas, il n'y aura pas d'organes à droite, ni à gauche, puisque B doit s'atrophier. Admettons la combinaison énoncée plus haut : A ne se développe pas, c'est entendu, donc pas d'organe à droite, mais voici que B, qui, normalement, devait s'atrophier, se développe à gauche de A. Donc organe à gauche.

Le bourgeonnement est inverse, la formation de l'organe est inverse, son développement est inverse. Par suite de la solidarité des organes que nous avons relatée plus haut, on comprend que les autres soient entraînés dans l'évolution inverse... C'est l'hétérotaxie.

Il est possible que des heurts, des pressions mécaniques puissent faire naître ces causes ou encore faire varier la situation de l'embryon par rapport au vitellus et par conséquent amener l'inversion. Les émotions peuvent déterminer des contractions de l'utérus susceptibles de donner les mêmes résultats. Une cause de la non-fréquence *relative* de l'inversion serait que cette anomalie, ne pouvant se constituer qu'au début de la vie embryonnaire, l'embryon est alors trop petit par rapport au volume des organes maternels pour en subir l'influence.

Proposons encore cette dernière explication : Nous avons vu que chez les monstres doubles, l'un d'eux présente généralement une inversion, le sujet de droite de préférence, par suite de l'arrêt de développement du côté gauche.

Ne pourrait-on admettre ceci ? Dans la diplogénèse, les deux lignes primitives apparaissant sur les bords du disque blastodermique peuvent affecter divers rapports entre elles pour former une figure différente.

Supposons les parallèles et rapprochées. Si les deux lignes en se développant se touchent, il y aura monstruosité double, mais admettons qu'elles commencent à se toucher puis que la ligne primitive du côté gauche ne se développe pas pour des causes diverses qui peuvent être antérieures (syphilis) à la conception qui peuvent lui être contemporaines ou postérieures.

Dans ce cas, la ligne primitive droite seule se développera, mais, conservant dans son évolution postérieure l'empreinte donnée par l'irritation du côté gauche, il pourra se prodiure une inversion.

CHAPITRE VII

CONSIDÉRATIONS PHYSIOLOGIQUES ET CLINIQUES

Nous avons vu qu'un des caractères de l'hétérotaxie était de laisser s'accomplir librement le fonctionnement des organes. Les déviations élémentaires qui, par leur combinaison, forment la déviation totale sont tellement compensées qu'elles reproduisent toutes les conditions de la vie normale. Toutes les parties ont conservé leurs rapports. Cela semble paradoxal à première vue, mais en réfléchissant un peu, on le comprend aisément. Qu'on se figure un sujet dont les parois antérieures du thorax et de l'abdomen ont été enlevées et qui se trouve devant un miroir. L'image du miroir sera la reproduction de l'inversion splanchnique.

Comment, dit Geoffroy Saint-Hilaire, « la situation de la rate du côté droit et celle du foie du côté gauche seraient-elles des obstacles à la digestion quand l'estomac également retourné, continue à se trouver en rapport avec celui-ci par une petite extrémité, avec celle-là par le grand cul-de sac, et quand l'artère cœliaque et toutes ses branches ont également conservé leur distribution régulière ? »

Il y a solidarité entre les organes ; l'un d'eux étant

inverse, les autres subissent une inversion parallèle qui fait, de l'anomalie totale un tout harmonieux.

Nous demandons au lecteur un moment d'attention à propos des rapports de l'inversion et de la pathologie.

Notons d'abord une complication citée par Geoffroy Saint-Hilaire, la persistance du trou de Botal, d'où cyanose. Donc, dans le cas de maladie bleue, l'attention doit être attirée sur l'existence possible d'hétérotaxie.

Il ne faudrait pas non plus porter le diagnostic d'anévrisme du cœur parce qu'on entendrait les battements cardiaques à droite de la poitrine.

L'idée seule de la possibilité de la transposition du cœur à droite fait comprendre qu'il faut agir avec prudence, surtout dans le cas de doute, avant d'interpréter sa situation, son volume, ses bruits, etc.

Ici se place naturellement la question du diagnostic entre la dextrocardie congénitale et le déplacement accidentel du cœur, qu'il soit produit par un épanchement pleurétique gauche, ce qui est le cas le plus fréquent, ou par des adhérences pleurales droites.

La dextrocardie congénitale peut être isolée, ce qui est rare, ou accompagnée d'inversion générale. Dans ce dernier cas, nous avons l'immense ressource de rechercher le déplacement des autres organes. Cependant il peut arriver que tous les organes soient inversés, sauf le cœur. Dans tous les cas, que l'inversion soit complète ou incomplète, il est de la plus haute importance de différencier nettement la dextrocardie congénitale de la dextrocardie acquise. M. Bard, dans des communications faites à la Société des sciences médicales de Lyon en 1892 et 1893 a éclairci la question.

Disons d'abord que dans les deux cas présentés par lui, ce clinicien s'est servi, dans la recherche du cœur, du signe de Friedreich, que M. le professeur Bondet a fait connaître en France. Ce signe est le suivant : les battements de la base du cœur sont perçus à la palpation par une expansion systolique suivie d'un claquement diastolique brusque dû à la chute des sigmoïdes. Si l'on parvient à délimiter le lieu précis où se produit ce phénomène et celui où bat la pointe, on a l'axe du cœur. Cela dit, arrivons aux faits. M. Bard présente deux malades. Le premier est une jeune fille de seize ans atteinte de rétrécissement mitral et de dextrocardie congénitale isolée. La pointe bat dans le cinquième espace intercostal droit sur la ligne mamelonnaire. Au-dessus et en dedans du mamelon, dans le troisième espace intercostal, on constate le signe de Friedreich et Bondet. Donc, le cœur est dans la région droite de la poitrine et oblique de haut en bas et de gauche à droite.

Le deuxième malade est un jeune homme de vingt-deux ans, atteint de pleurésie gauche datant de trois ans. Les signes de la pleurésie sont nets d'ailleurs. Le liquide qui constitue l'épanchement (plus de deux litres) est constitué par du chyle.

A la vue et à la palpation, battements systoliques dans le quatrième espace intercostal droit, au-dessous et un peu en dehors du mamelon, à peu près comme dans le cas précédent. C'est donc la pointe ? Par un examen plus minutieux, M. le professeur Bard trouva que sa main percevait une expansion plutôt qu'un choc et que cette expansion était suivie de claquement sigmoïdien. Mais c'est là le signe de Friedreich ! C'était donc la base ?

Enfin l'observation fit constater, au voisinage de l'appendice xiphoïde, dans la moitié gauche de l'épigastre, des battements systoliques qui donnaient un *choc* plus énergique que l'*expansion* mamelonnaire. De plus, ces signes étaient rendus plus sensibles quand on disait au malade de se tenir debout.

Donc le refoulement de la pointe et la rotation du cœur sur son axe, des anciens auteurs, n'est plus vrai.

Dans le cas précédent (plus de 2 litres de liquide), la pointe n'a pas même atteint la ligne médiane, bien loin de la dépasser. « L'axe du cœur, dit l'observateur est un « peu dévié, mais en sens inverse de l'hypothèse clas- « sique. La pointe a été refoulée horizontalement, tandis « que la base a subi un déplacement transversal plus « étendu et s'est en même temps un peu abaissée. »

Voici les conclusions de M. Bard :

D'abord il admet que dans les dextrocardies d'origine pleurétique, le cœur est refoulé en masse sans que la direction générale de son axe soit modifiée. Puis il ajoute :

A. Quand on ne constate qu'un seul foyer de battements rythmiques, situé à droite, il faut le rapporter à la base ; la preuve directe en est alors donnée par la constatation du claquement diastolique qui suit l'expansion systolique.

B. Quand on perçoit deux foyers de battements systoliques, le choc de la pointe est celui qui est situé le plus à gauche ; il est en même temps le plus bas.

C. Dans les cas de présence réelle de la pointe sous le mamelon droit, comme il arrive dans le cas de dextrocardie congénitale, on rencontre un deuxième foyer qui est celui de la base, au-dessus et en dedans de celui de la pointe, où l'on constate le claquement diastolique qui fait alors défaut au-dessous du mamelon.

On voit, par les lignes qui précèdent, qu'on peut, avec relativement assez de facilité, diagnostiquer la dextrocardie congénitale du déplacement accidentel du cœur. Il faut, suivant nous, se rappeler ce principe que, dans le second cas, le cœur conserve la direction générale de son axe, tandis que dans le premier, l'axe est dans une situation inverse.

Foie et rate.

Il peut arriver qu'en percutant l'hypocondre gauche, avec l'intention de délimiter la rate, on croie à un engorgement considérable de cet organe, alors qu'en réalité il est situé à droite.

On est souvent appelé à le rechercher dans le cas de malaria. D'autre part, on n'ignore pas que les Européens qui habitent les pays chauds souffrent souvent d'affections hépatiques, d'abcès du foie notamment, affections qui parfois évoluent sans douleur. Or, la malaria est très fréquente dans ces contrées. Chez un individu qui les a habitées et présentant des symptômes peu nets, on pourrait, par erreur, mettre tout sur le compte de l'hématozoaire de Laveran. La fièvre hectique, les frissons, les sueurs, l'amaigrissement, l'anémie, qui accompagnent l'abcès du foie, pourraient être attribués faussement à la fièvre des marais, qui n'a pas toujours, on ne l'ignore pas, le caractère intermittent.

On pourra d'autant mieux se tromper qu'on constatera plus facilement une matité considérable à gauche, c'est-à-dire dans la région de l'organe qui reçoit le plus vite l'empreinte de la malaria. L'étendue de la matité donnera justement l'éveil et fera pratiquer la percussion de l'hypocondre droit.

Intestin et autres organes.

Il ne paraît pas nécessaire d'insister sur l'examen des différents organes. Evidemment cela pourrait être intéressant de montrer comment il ne faudrait pas aller chercher, dans le cas d'inversion, de tumeur stercorale dans l'S iliaque du côté droit, et, réciproquement, mal interpréter l'embarras de l'S iliaque du côté gauche ; prendre des coliques hépatiques pour des coliques néphrétiques et, réciproquement, chercher à droite le pylore ou la tête du pancréas, etc., etc.

Il suffit de se défier de l'anomalie et de réfléchir...

Cependant il est un cas qui mérite d'arrêter un instant notre attention.

Voici une malade qui se plaint d'une douleur dans la fosse iliaque gauche, douleur qui, peu à peu, est devenue très vive. La malade a de la fièvre, des battements dans la région de l'aine. Si l'on constate une *petite tumeur* très douloureuse, s'il y a des troubles menstruels, on diagnostiquera aisément une ovarite.

Mais supposons que nous n'ayons que la douleur et la fièvre. En général, on prononcera assez volontiers le nom d'ovarite... On pensera à la formation d'un abcès, etc. En tout cas, même s'il y a de la constipation, nous ne croyons guère qu'on pensera jamais à l'appendicite et à son cortège (tiphlyte, péritiphlyte) !

Et pourtant il est évident que, dans le cas d'inversion, il sera bien naturel de s'en défier.

Bien entendu nous supposons qu'on n'est pas arrivé dans la vraie période d'état de l'appendicite, car, dans ce cas, on serait, croyons-nous, encore plus embarrassé, surtout si l'on ne trouvait pas de cause qui puisse faire penser à une péritonite ou à une inflammation des annexes, une inflammation purement catarrhale des annexes n'aboutissant pas à la fièvre, aux vomissements, à l'abattement, au hoquet, etc., en un mot à la physionomie de l'appendicite.

Donc, en général, penser à l'inversion, qui pourra surtout être décelée par la recherche du foie. Nous verrons, au chapitre suivant, de quels moyens puissants nous pouvons disposer pour y arriver.

CHAPITRE VIII

CONSIDÉRATIONS MÉDICO-LÉGALES

Au point de vue des signes de la mort, il serait utile, lorsqu'on n'a pas entendu de battements cardiaques à gauche, d'écouter dans la région droite de la poitrine.

La recherche des battements du cœur n'est pas toujours très facile et il ne faudrait pas, parce qu'on n'aurait pas entendu de battement à gauche du sternum, rechercher aussitôt à droite, puis revenir, puis, en fin de compte, presque infailliblement s'égarer. Non. Il est préférable évidemment d'insister du côté gauche et c'est dans le cas où l'on jugerait inutile de poursuivre des recherches demeurées infructueuses de ce côté qu'on serait autorisé à porter ses investigations vers le côté droit de la poitrine.

On peut, du reste, s'aider rapidement de la percussion hépatique.

L'identité n'est pas toujours facile à établir; malgré les immenses progrès réalisés dans ces dernières années, on ne saurait rien négliger pour la déterminer. Or pourquoi l'inversion ne servirait-elle pas à créer une nouvelle catégorie d'individus dans les services anthropométriques? Pourquoi chaque sujet ne serait-il pas soumis à un examen méthodique?

Nous répétons qu'on ne doit négliger aucun détail, d'autant plus que, dans certains cas, il s'agit d'un individu.

Le phonendoscope pourra ajouter avec fruit ses lumières. En voici un exemple :

Observation par le phonendoscope et le stéthoscope.

« MM. Capitan et Croisier (le fait est relaté dans la *Médecine moderne*, 13 oct. 1898), ont pu, en effet, grâce à l'emploi de cet instrument, et en s'aidant de la percussion méthodique et du sthétoscope, observer un cas d'inversion totale. Le cœur était totalement transposé et sa pointe battait au-dessous du mamelon droit, dans le 6e espace intercostal. Le foie était dans l'hypocondre gauche et la rate à droite. L'estomac avait son cardia à droite, à 4 centimètres de la ligne prolongeant le bord du sternum. Le pylore était à gauche et le cæcum dans la fosse iliaque gauche.

« La personne qui portait cette anomalie fut revue plus tard et l'examen fut complété. On put s'assurer que les poumons étaient inversés, puisque le poumon gauche avait trois lobes et le poumon droit deux seulement. Le rein gauche descendait plus bas que le droit. Enfin, le testicule droit descendait lui-même plus bas que le gauche. »

On ne nous fera pas l'injure de croire que nous puissions oublier les rayons Röntgen. Oui, nous savons qu'il n'est pas toujours facile de déterminer d'une façon absolue la place de tous les viscères, surtout quand il s'agit d'un individu gras. Même avec une source peu intense, suivant la recommandation de M. Rosenfeld, l'intestin apparaît dans une sorte de flou.

M. Destot ne recommande-t-il pas de s'aider de l'insufflation de la vessie et de l'intestin? Cela demanderait évidemment des ménagements naturels chez le vivant. Cependant, on distingue suffisamment le foie, le cœur... Et n'oublions pas de dire que la théorie de M. Bard sur le déplacement du cœur dans la pleurésie, et que nous avons rapportée plus haut, s'est vue confirmée par l'emploi des rayons X. On pourrait donc s'en servir pour établir l'identité. Voici. du reste, une observation dans laquelle ils furent employés.

Observation d'inversion viscérale par les rayons X.

(M. Duchamp, chirurgien de l'Hôtel-Dieu de Saint-Etienne, *Loire médic.*, 15 avril 1898).

« L'examen a été pratiqué (par les rayons Röntgen), le 9 avril 1898. Mlle X... est mince, et les résultats sont des plus nets. On voit distinctement le cœur dont le grand axe est dirigé de haut en bas et de gauche à droite; on distingue nettement la pointe dont on suit les battements contrôlés par le pouls radial. A gauche est une zone obscure, correspondant au foie, tandis que l'hypocondre droit est plus clair; on voit, pendant la respiration, les mouvements d'élévation et d'abaissement du foie. Le poumon est d'une transparence absolue du sommet à la base. La radioscopie fait donc connaître l'inversion des viscères. »

Est-il besoin d'insister sur son importance, tant au point de vue médico-légal qu'au point de vue pathologique?

Nous disions, il y a un instant, qu'on avait dans ces derniers temps réalisé d'immenses progrès, sous le rapport de l'établissement de l'identité.

Cela est si vrai, qu'on a pu récemment affirmer qu'un homme qu'on avait trouvé tué d'un coup de feu, n'était pas celui qu'une femme réclamait énergiquement, comme étant son mari.

Ce dernier fut retrouvé quelque temps après.

Il n'en est pas moins vrai, qu'on n'est pas toujours si catégorique.

Aussi la science ne doit-elle rien rejeter de ce qui peut la compléter, aussi doit-elle au contraire, au milieu de la nature agir comme ce qui l'entoure, c'est-à-dire parcourir l'évolution qui est la loi de tout ce qui existe. Emanée de l'homme, elle a comme ce dernier en plus des autres choses, l'intelligence. A ce noble titre, elle doit chercher toujours à s'élever, ne rien négliger de ce qui peut la perfectionner, ne pas rejeter les plus petites parcelles qui, par leur agglomération, finissent par faire le monument. La perfection n'est pas de ce monde, soit, mais l'homme comme la science, qui est son œuvre, doit toujours y viser.

CONCLUSIONS

I. L'inversion splanchnique ou hétérotaxie consiste dans la transposition des viscères thoraciques et abdominaux, ceux qui, normalement, sont à droite, se trouvant à gauche et réciproquement. C'est une anomalie (nous traitons l'inversion totale) qui, sans être fréquente, est à notre avis moins rare qu'on ne pense généralement.

II. Elle est causée par la combinaison d'arrêts et d'excès de développement. Les organes ayant pour origine deux bourrelets symétriques, l'un devant se développer, l'autre s'atrophier, celui qui devait s'atrophier se développe, et réciproquement.

La solidarité des organes entre eux fait que l'un d'eux, étant transposé, les autres le suivent dans cette déviation.

III. Elle n'exerce pas d'influence fâcheuse sur le fonctionnement des organes.

IV. Au point de vue clinique :

a) C'est par la recherche de la matité hépatique qu'elle est le plus vite décelée ;

b) Il importe de se souvenir de l'existence possible de cette anomalie dans l'examen des viscères thoraciques et abdominaux ;

c) Il ne faudrait pas prendre le battement du cœur à droite de la poitrine pour un anévrisme de cet organe ou de l'aorte, etc., etc. ;

d) Il ne faut pas prendre la dextrocardie congénitale pour une dextrocardie pleurétique et la présence du foie à gauche ne doit pas être confondue avec une hypertrophie de la rate ;

e) L'appendicite, quand il y a inversion, existe à gauche. Il ne faut pas la confondre avec une inflammation des annexes, un abcès iliaque, etc., etc.

V. Au point de vue médico-légal :

a) Dans la recherche des signes de la mort, porter ses investigations à droite si l'on n'a rien trouvé à gauche ;

b) Il pourrait être utile, pour l'établissement de *l'identité*, de créer une nouvelle classe d'individus dans les services anthropométriques. Pour établir l'inversion, on dispose des moyens ordinaires (percussion, auscultation, etc.)

De plus, on pourra se servir avec fruit du phonendoscope. (Nous en publions l'observation.)

Enfin, les rayons Röntgen sont appelés à rendre de grands services dans cette recherche (2 observations).

BIBLIOGRAPHIE

Ambroise Paré, Des monstres tant terrestres que marins avec leurs portraits, Paris, 1573.

Fournier, Dictionnaire des sciences médicales, article Cas rare, t. IV, 1813.

Montfalcon (G. R.), article Transposition, t. LV, 1821.

Geoffroy Saint-Hilaire, Histoire générale et particulière des anomalies chez l'homme et les animaux, 1832-1836.

— Bulletin de l'Académie royale de médecine, t. VII, 1842.

Archives des sciences physiques et naturelles, t. XI, Genève, 1884.

Stanislas Warynski et Hermann Fol, Sur la cause de quelques monstruosités simples et de divers processus tératogéniques (Revue méd. de la Suisse romande, t. III, 1883).

Dareste, Compte rendu des séances de l'Académie des sciences (séance du lundi 24 août 1868), t. LXVII.

— Id., 1870.

Davaine, Dict. encyclop. des sciences méd., t. IX, art. Monstre.

Hayem, Rev. des sciences médic., t. III, IV, V, XI, XXV, XXVI, XXVII, XXVIII, XXXIV, XLVI, L, LI, LII.

Index — Catalogue of the library of the Sargan, generalis office, vol. XV, art. Viscera, 1894.

Posselt, Deut. Arch. f. klin. Med., LV, p. 202.

Schwalbe, Jahresberichte über die Fortschritte der Anatomie, etc. Litterat, 1897, Missbildungen, 410-411, 1898.

Lyon médical, décembre 1892, janvier 1893, octobre 1895.

Société méd. des hôpitaux, 7 juin 1895.
— Id., 15 avril 1898.
Médecine moderne, 13 octobre 1898.
Loire médicale, 15 avril 1898.

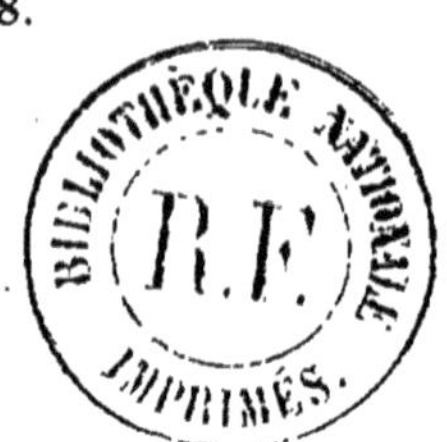

TABLE

Préface 5
Chapitre premier. — Introduction. 7
Chapitre II. — Généralités 9
Chapitre III.— Observations 15
Observations. 17
Viscères thoraciques 25
Viscères abdominaux 29
Chapitre IV. — Aperçu embryologique 33
Chapitre V. — Expérimentation. 35
Chapitre VI. — Causes 41
Chapitre VII. — Considérations physiologiques et cliniques. 47
Foie et rate 51
Intestins et autres organes. 52
Chapitre VIII.— Considérations médico-légales. 54
Conclusions 59
Bibliographie. 61

Lyon. Imprimerie A. REY, 4, rue Gentil. — 20728.

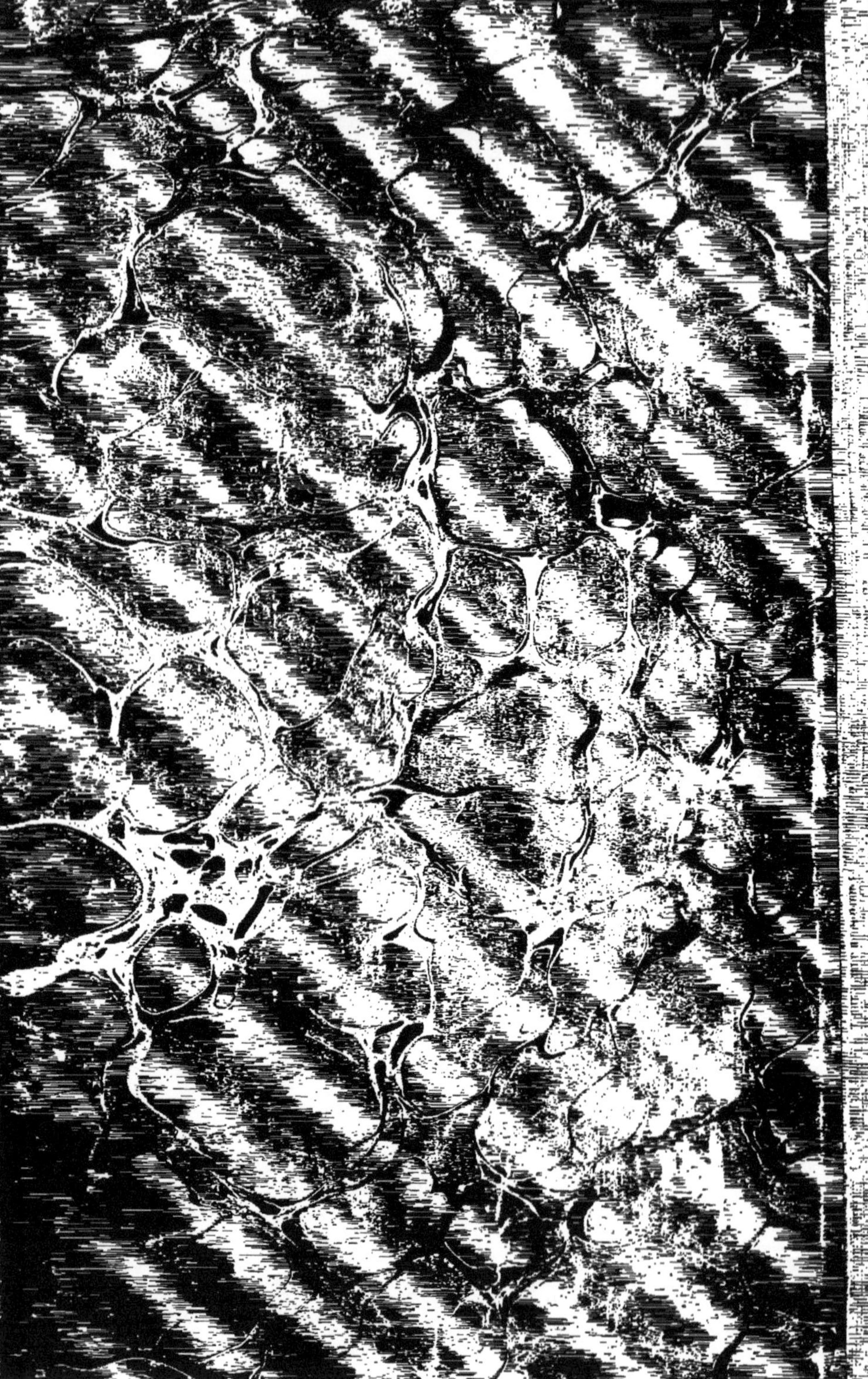

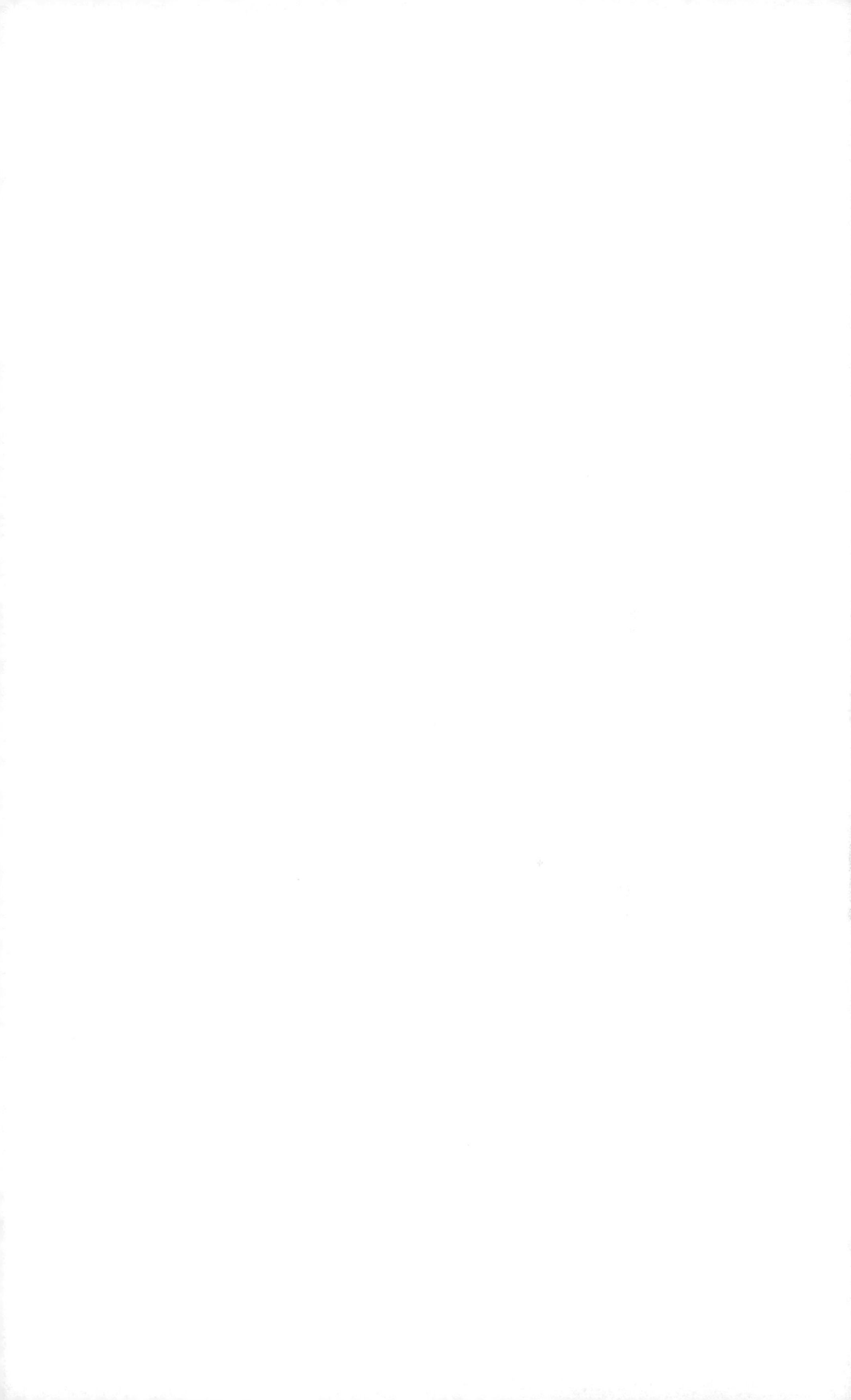

www.ingramcontent.com/pod-product-compliance
Ingram Content Group UK Ltd.
Pitfield, Milton Keynes, MK11 3LW, UK
UKHW020209200726
13856UKWH00004B/1274